AF232749

8° T 106
236

INSTITUT DENTAIRE DE L'ARDÈCHE

à AUBENAS

ÉTUDES

PHYSIOLOGIQUES & PATHOLOGIQUES

de la

Dentition de tous les âges

PAR

BERNARD

Dentiste des principaux Etablissements de la Région

Elève du Docteur MAY, de Paris.

L'ARGENTIÈRE

JAY, Imprimeur-Editeur

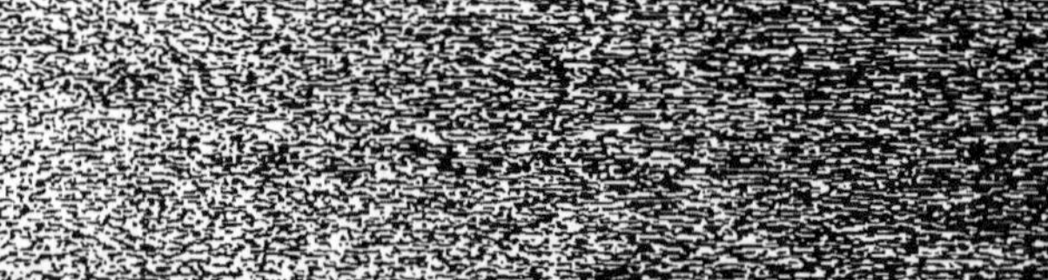

ÉTUDES
PHYSIOLOGIQUES & PATHOLOGIQUES

de la

Dentition de tous les âges

PAR

BERNARD

Dentiste des principaux Établissements de la Région

Élève du Docteur MAY, de Paris.

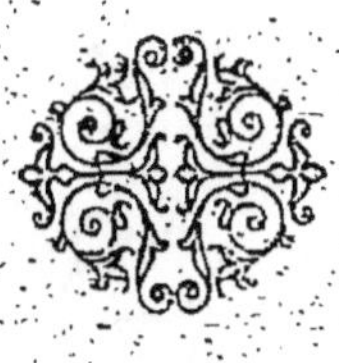

Dédié à mon ami AVEYRON, Chirurgien-Dentiste
de la Faculté de Médecine de Lyon.

LARGENTIÈRE
A. JAY, Imprimeur-Editeur.

1911

PRÉFACE

Le traitement des maladies de la bouche, est, peut-être, en médecine et en chirurgie, une des branches qui exigent les connaissances les plus approfondies, et obligent aux investigations les plus minutieuses.

Aussi n'est-ce qu'au prix d'un travail sérieux, d'une patience éprouvée et d'une pratique soutenue qu'on peut acquérir l'aptitude voulue et réunir les capacités indispensables à l'exercice de l'art du dentiste.

Le chirurgien-dentiste, en effet, ne doit pas seulement se borner à la cure des désordres qui affectent la bouche et se contenter de posséder quelques-unes des formules pathologiques usitées dans les opérations pour lesquelles on réclame son office. Les progrès incessants de la science l'obligent rigoureusement aussi à entendre, d'une manière parfaite, la confection des pièces artificielles et à être familiarisé avec les effets inévitables que l'application de ces pièces produit, tant sur l'économie des tissus délicats avec lesquels elles entrent en contact, que sur la déglutition des aliments et l'important appareil de l'organe phonateur. En outre, chaque sujet ayant une conformation physique qui lui est propre et un tempéramment particulier, il est encore nécessaire que le dentiste soit assez versé en chimie, en thérapeutique et en matière médicale pour distinguer, sans hésiter, quelles substances conviennent en cas d'opération immédiate, et quelle médication il doit préférer dans la marche d'un traitement qu'il dirige et dont il assume la responsabilité : de là, pour le dentiste, la nécessité d'être à la fois homme d'étude, praticien et ouvrier.

De nos jours, un grand nombre de visages défigurés attestent suffisamment que beaucoup de personnes ont appris à leurs dépens que la confiance accordée à des opérateurs malhabiles n'enfante que des désastres. Il est donc urgent de rappeler ici que l'art du dentiste occupe une large place en médecine, et qu'il sera sage, prudent et économique de ne recourir qu'aux dentistes dont le talent et l'habileté, appuyés sur des témoignages impartiaux, sont devenus indiscutables ; car d'une opération mal faite, ou d'une pièce artificielle gauchement adaptée, il peut surgir des complications dont les conséquences sont irrémédiables.

Pratiquant depuis de longues années dans les départements de Vaucluse, du Gard, de la Drôme et de l'Ardèche, nous avons pu nous convaincre combien on ignore dans ces pays l'art de soigner ses dents, combien il y règne de préjugés contraires à l'hygiène de la bouche, et nous croyons rendre un véritable service en donnant des conseils très simples à suivre, au moyen desquels on pourra dans bien des cas prévenir le mal, ce qui est le premier but de la médecine. Nous prions donc nos concitoyens de lire avec attention tout ce qui regarde ces conseils préventifs.

Aubenas, le 10 mars 1911.

ART DU DENTISTE

CHAPITRE PREMIER

Premiers soins à prendre des dents

A tout âge on doit soigner les dents ; leur entretien assidu est le meilleur préservatif contre la carie et les affections qui en sont la suite. Les maux de dents proviennent presque toujours de la négligence qu'on apporte à surveiller la première dentition ; l'ignorance ou la crainte de voir souffrir leurs enfants arrête beaucoup de parents devant la nécessité de leur faire examiner la bouche par un spécialiste. La croissance vicieuse des dents à l'époque de l'enfance, devient ainsi la principale cause des maux qu'on aura plus tard à souffrir.

Chez les enfants de chaque sexe, il existe de notables dissemblances, quant à la précocité ; nous engageons les parents à ne pas appréhender de conduire leurs enfants chez le dentiste, aussitôt qu'une première incisive centrale menacera de tomber ; voici la raison : ces dents, qui remplacent les dents de lait, sont plus larges que ces dernières ; le développement de chaque nouvelle venue demande qu'on fasse extraire la dent de lait immédiatement à côté, sans quoi, celle qui pousse, arrêtée dans son évolution, prendra une direction vicieuse, soit en dedans, soit en dehors. On agira surtout ainsi pour les deux grandes incisives centrales de la mâchoire supérieure et de la mâchoire infé-

rieure, en facilitant leur accroissement nor-
mal par l'extraction des dents de lait voisines.

Lorsque le travail de la dentition se fait,
l'enfant souffre beaucoup, surtout pour la
sortie définitive des dents : son visage est
bouffi, son caractère s'aigrit, ses forces
diminuent, tout son être semble s'abattre ;
une inflammation surgit au point de la
gencive voisine de la dent en travail de
chasser l'autre. L'haleine est fétide parfois ;
les glandes sous-maxillaires se tuméfient et
s'engorgent ; l'enfant est inquiet, impres-
sionnable ; des douleurs qui viennent et
s'en vont sans raison lui arrachent des
plaintes sourdes ou des cris aigus.

Sous ces influences, la nutrition perd de
son énergie faute d'assimilation suffisante ;
ces tissus se flétrissent, l'amaigrissement se
déclare et progresse à vue d'œil ; la croissance est ralentie, même arrêtée ! Malheur
aux parents insouciants qui s'en remettent
exclusivement à la nature du soin de résou-
dre seule ces difficultés ; le plus souvent, des
affections lymphatiques avec lesquelles les
enfants auront à compter plus tard, datent
de cette époque.

Les rapports qu'ont les dents de lait avec
celles de la deuxième dentition, encore
contenues dans leurs follicules, indiquent
au praticien la sollicitude avec laquelle il
doit veiller à ce que tous les phénomènes de
la première dentition, depuis le commen-
cement de son évolution jusqu'au remplacement complet des dents caduques par les
dents permanentes, s'accomplissent avec
une parfaite régularité.

On devra donc se conformer exactement aux
prescriptions du dentiste, si l'on tient à un

résultat complet, c'est-à-dire à obtenir une arcade dentaire bien régulière. Pour arriver à cette heureuse solution, il n'est pas seulement nécessaire d'enlever les dents de lait qui chancellent, il faut encore avoir soin de faire plomber toutes celles qui, étant cariées, occasionnent des douleurs, afin de les conserver jusqu'au moment opportun de les extraire ; car l'extraction d'une molaire pratiquée avant que toutes les incisives soient complètement changées, peut amener par la suite les plus grandes complications dans l'évolution de la seconde dentition.

CHAPITRE II

Redressement des dents

Les dents, considérées au point de vue de la mastication, sont sujettes à des maladies nombreuses et peuvent devenir la source d'affections profondes. La carie des racines produisant, avec les fistules gingirales, l'hydropisie des sinus maxillaires, est une preuve suffisante qu'il est urgent de veiller à ce que ces parties délicates restent en état permanent de santé.

On a fait observer, depuis Hippocrate, que les dents mal dirigées irritent la langue et y font naître des ulcérations ; ces ulcères ont une propension à devenir rapidement cancéreux ; il est donc nécessaire de prévenir de telles complications par le redressement des dents vicieuses. Chez les enfants, ce redressement arrêtera le mal à son principe, sera utile à l'économie générale de la santé, et contribuera à l'innocente et très légitime coquetterie de la bouche. La déperdition de la salive et l'irrégularité de la mastication sont très préjudiciables à la digestion ; certains docteurs y ont trouvé la cause évidente des maux d'estomac, et autres accidents du tube digestif. Chez certains jeunes sujets, la conformation étroite des os maxillaires paralyse radicalement le développement des vingt-huit dents (nombre ordinaire des dents de quinze à vingt ans) et les empêche de grandir à leur place exacte ; cette conjoncture nécessite une opération devant laquelle beaucoup de parents reculent et qui, cependant, est indispensable ; elle consiste dans l'extraction d'une petite molaire de chaque côté.

Afin de laisser aux nouvelles arrivées et, s'il le faut absolument, faciliter leur redressement à l'aide d'un appareil bien confectionné, beaucoup de praticiens emploient pour ce redressement des ligations métalliques dont le moindre inconvénient est une gêne insupportable, accompagnée toujours d'inflammation des gencives et de maux de tête très violents. Nous préférons, en ce cas, les appareils fabriqués en caoutchouc ; outre que le sujet ne ressent de leur emploi aucun malaise, ils ont l'énorme avantage de ne jamais altérer l'émail des dents sur lesquelles ils agissent.

CHAPITRE III

Du tartre des dents

Dans le premier chapitre, on a vu que le nettoiement des dents est le meilleur préservatif contre toutes les affections qui les menacent ; si l'on néglige ce soin de chaque jour, une couche de tartre ne tarde pas à paraître et occasionne, nous l'avons constaté, presque toujours, la perte des dents. Le

tartre a une grande analogie avec les concrétions salivaires ; sa couleur varie autant
que sa densité, qui présente tantôt une pulpe
granuleuse, tantôt une concrétion calcaire
fort consistante qui prend à son tour le nom
d'endent ou de limon, selon son plus ou
moins d'épaisseur ; le tartre est jaune, gris,
verdâtre, blanc, rouge ou tout à fait noir chez
les personnes qui fument ; ces variétés de
couleur dépendent de la partie de la dent que
le tartre a envahie ou de la place qu'il occupe
sur les gencives, comme aussi de l'état de
santé et de la profession qu'exerce le sujet.
Tout le monde ne sait pas avec quelle rapi-
dité le tartre s'amasse sur les dents ; cette
substance apparaît d'abord sous la forme
d'un léger limon qui s'enroule autour de la
dent et s'y fixe particulièrement pendant le
sommeil ; le tartre ainsi déposé est mou et
visqueux, et se développe par couche succes-
sives qui se durcissent et adhèrent à la dent
comme une espèce de ciment ; après avoir
enveloppé la base de la dent, il gagne les
intervalles, s'y accumule et les remplit ; il
pénètre enfin dans la cavité alvéolaire et
arrive à la racine qu'il détruit.

Quand on ne mange que d'un côté de la
bouche et qu'on néglige de se nettoyer les
dents à la brosse, le tartre s'empare du côté
resté inactif, au point de le recouvrir bientôt
en entier ; cet état de choses détermine les
plus fâcheux inconvénients, le moindre effort
suffit alors pour faire tomber les dents.

Chez quelques personnes, qui composent
leur nourriture d'aliments faciles à triturer,
on a vu le tartre recouvrir l'arcade dentaire
comme un ciment continu très dur ; cette
particularité démontre complètement la ten-

dance qu'a cette manière à se déposer sur les dents non activement utilisées et dont le collet n'éprouve que le frottement insignifiant de la mastication. L'usage continu de la brosse peut seul conjurer les effets désastreux de cette accumulation.

Après la carie, le tartre est une des causes qui contribuent le plus à la perte des dents ; formé par la vapeur de l'haleine, par les aliments, etc., il devient très dur, refoule les gencives, les irrite, les rend saignantes, les échauffe, les ronge, les rend blanchâtres, irrite la joue, les lèvres et même la langue, produit des fluxions ou fait apparaître des engorgements à la suite desquels arrivent des écoulements purulents, qui donnent à l'haleine une odeur repoussante. On a vu de ces ulcères négligés passés à l'état de mortification gangréneuse qui, en se propageant sur les gencives, avaient nécrosé les maxillaires sous-jacents. On a vu également des cas où le tartre avait tellement irrité les gencives au point d'y attirer la goutte, d'y provoquer une affection dartreuse ou rhumatismale, et devenir la cause de douleurs, d'ébranlement et de la perte des dents.

Il est facile de pressentir, d'après les inconvénients résultant de la présence du tartre, combien il est urgent de chercher à prévenir ou à arrêter sa formation par les dents ; le tartre a non seulement la propriété d'ébranler les dents et de les déchausser, mais encore son adhérence corrode l'émail et le ronge au point qu'il n'est pas d'exemple qu'un dentiste ait enlevé des concrétions tartreuses sans trouver après l'opération plusieurs dents entamées par la carie ou complètement perdues par le contact de cet élément destructeur. Nous ne saurions recommander assez énergiquement aux parents d'imposer à leurs enfants l'usage de la brosse aussitôt que ces derniers commencent à changer leurs dents.

CHAPITRE IV

Hygiène de la bouche

La brosse est l'objet le plus indispensable pour entretenir la propreté des dents ; beaucoup de personnes, qui ne connaissent pas les bons effets qu'elle produit, la repoussent à cause des saignements de gencives et des douleurs que son usage irrégulier occasionne quelquefois. Il serait déraisonnable qu'une ou deux fois par mois la brosse puisse suffire ; c'est une, deux et même trois fois par jour que son emploi est réclamé ; de cette manière aucune couche de tartre n'aura prise sur les dents, les gencives seront fermes, saines, d'une bonne apparence et l'odeur que donnent toujours les dents cariées sera beaucoup amoindrie et disparaîtra même quelquefois entièrement.

Quand une trop longue négligence aura détérioré ou compromis la denture, il sera fort difficile, même impossible de la remettre soi-même en état ; les soins du dentiste seront alors indispensables ; lui seul devra nettoyer la bouche et donner ses prescriptions qu'il faudra suivre assidûment en ayant soin de ne se servir que d'une brosse très molle, en blaireau, jusqu'à ce que les gencives soient complètement tonifiées ; alors seulement on pourra en prendre une plus rude dont on fera un usage régulier à l'aide d'un bon elixir et d'une poudre dentifrice. On arrivera de cette façon à employer les brosses

les plus dures sans qu'il en résulte la moindre
altération des gencives.

CHAPITRE V

Obturation ou plombage des dents

De toutes les souffrances auxquelles est
assujetti l'homme, celle dont nous nous
occupons est sans contredit l'une des plus
insupportables ; cependant, on l'endure presque toujours par sa propre faute. Au début
de la carie une dent fait rarement souffrir,
l'envahissement silencieux du mal reste
inaperçu et donne une sécurité trompeuse.
Si l'on avait soin de se faire visiter la bouche,
comme nous l'avons indiqué, on arrêterait
le mal à son origine, on épargnerait les
douleurs intolérables qui surviennent quand
la pulpe de la dent est à découvert, et, par
un plombage bien conditionné, on pourrait
conserver indéfiniment l'organe affecté. Le
plombage des dents est regardé en général,
comme une opération très ordinaire, fort
simple et d'une extrême facilité ; cependant,
aux yeux des praticiens les plus expéri-
mentés, elle est considérée comme une des
plus difficiles et des plus délicates. Le plombage occupe la première place dans les
études du dentiste, et sa perfection est la
plus sérieuse garantie de la conservation
des dents.

Il y a une quarantaine d'années, on pra-
tiquait l'obturation au moyen du plomb en
feuilles ; c'est de là que l'opération a pris le
nom de plombage ; depuis lors, le perfec-
tionnement a fait d'incessants progrès, et
l'on a inventé une quantité de mastics propres à plomber les dents ; néanmoins, de

toutes les matières qui ont été employées jusqu'à ce jour, l'or et le platine sont incontestablement les seules avec lesquelles on obtienne d'excellents résultats ; mais la manipulation de l'or et du platine et leur emploi rationnel, offrent de telles difficultés que beaucoup de praticiens hésitent à s'en servir. Une dent cariée que l'on néglige peut, par le contact, gagner ses deux voisines immédiates et, communiquant la corruption aux dents de l'arcade correspondante, le mal gagne de proche en proche et l'on court le risque de les perdre toutes.

Notre assertion n'est malheureusement pas une hyperbole ; trop de personnes, à un âge peu avancé, ne pouvant plus se servir d'une seule dent, offrent une preuve suffisante que nous n'exagérons en rien. Qu'on interroge les personnes, elles raconteront les tortures et diront à quel prix elles rachèteraient la négligence qui les a mises en cet état.

Certaines personnes ont de mauvaises dents, malgré les soins assidus qu'elles en prennent ; cela tient à leur préabilité, comme nous l'expliquerons dans notre sixième chapitre, et à la facilité avec laquelle la carie attaque l'émail ; nous avons souvent compté quinze à vingt dents plombées dans la même bouche, sans qu'il y ait pour cela ni gêne ni odeur ; cela vient à l'appui de notre conseil, puisqu'avec un certain nombre de dents ainsi opérées l'on triture sans éprouver aucune souffrance. Il est des cas où une dent peut exiger plusieurs plombages successifs, surtout si l'on a trop tardé de faire sa visite au dentiste, parce que la carie se sera développée et que les parois amincies, ne pouvant résister à la pression occasionnée par la mastication, se seront ébréchées et auront ainsi déconsolidé le plombage précédent. Cependant, on peut toujours éviter des douleurs et prévenir le mal en faisant plomber en temps opportun la moindre cavité des dents ; cette opération n'a pas pour but exclusif de conserver la dent cariée, elle a également pour objet d'épargner des souffrances qui entraînent des complications névralgiques de la plus sérieuse gravité, et qui obligent souvent à recourir à l'extraction, opération toujours désagréable, quand elle n'est pas, comme chez beaucoup de personnes, excessivement douloureuse.

Le plombage ne consiste pas seulement à boucher hermétiquement une cavité, afin d'empêcher le développement de la carie ; on peut fort bien plomber une dent sans arrêter les douleurs qu'elle occasionne. La base de cette opération est d'abord la préparation de la carie, préparation de laquelle dépend toujours la solidité du plombage ; on la commence en faisant subir à la pulpe dentaire un traitement particulier qui aura pour effet d'arrêter la souffrance, d'éviter les fistules, les inflammations et les fluxions qui surviennent inévitablement, si l'on omet de prendre ces précautions avant de procéder à l'obturation.

CHAPITRE VI

Guérison radicale des dents

L'art du dentiste a fait de considérables progrès quant au remplacement des dents ; les découvertes qui assurent leur conservation ont été également remarquables. Il serait oiseux de rappeler ici les extractions

inutiles, les tentatives inefficaces, les atroces
souffrances occasionnées par le fer chaud,
les lotions, les caustiques, les pansements
sans résultat, le temps perdu, les visites aux
dentistes payées fort cher et souvent inutiles.
Aujourd'hui, la guérison radicale des dents
n'est plus douteuse.

Nous promettons de mettre une dent malade en état de recevoir le plombage au bout
de quarante-huit heures ; quelle que soit la
sensibilité de la partie atteinte, notre traitement n'exigera qu'un seul pansement, ou
deux dans les cas exceptionnels. Nous rece-
vons fréquemment la visite de personnes
qui, désespérées par la douleur, viennent
nous prier avec intance d'extraire la dent qui
en est la cause, et, cédant à nos conseils,
elles sont toutes étonnées de pouvoir, avec
quelques pansements, parfaitement triturer
avec cette même dent qui n'a plus aucune
espèce de sensibilité. Il est pourtant des cas
où nous ne pouvons faire immédiatement ce
pansement : 1° l'état de grossesse, pendant
lequel nous ne devons employer que des
adoucissants appelés à produire le calme,
sans jamais chercher à cautériser la dent pour
la plomber ensuite ; 2° dans le cas où l'on ne
viendrait nous trouver qu'après avoir employé
déjà soi-même des caustiques ou d'autres
remèdes qui, mis en œuvre sans expérience,
auraient augmenté le mal et mis la bouche
en un tel état d'inflammation que l'extraction pratiquée en ce moment doublerait les
souffrances, déjà intolérables ; il faudrait alors
suivre le traitement que nous prescririons
pour diminuer et éteindre l'inflammation ;
après cela, nous entreprendrions, sans danger, la guérison de la dent compromise.

Chez beaucoup de personnes, les dents tombent sans causer de souffrances ; cela provient de la finesse et de la friabilité de l'émail et aussi de ce que la dentine (os de la dent) est molle et spongieuse. Dès qu'une de ces dents est attaquée par la carie, le mal fait des progrès rapides, et souvent, en moins d'une année, elle est entièrement perdue jusqu'à sa couronne ; il ne reste plus alors que les racines qui, quelquefois, peuvent servir pour manger, mais le plus souvent boursoufflent les gencives, les rendent sanguinolentes ou font naître des croissances de chair qui les recouvrent et donnent à la trituration de si grandes difficultés qu'on est obligé d'avaler les aliments sans pouvoir les mâcher. De là des douleurs d'estomac provoquées par la mauvaise digestion, et une foule d'autres maladies sur lesquelles nous ne pouvons nous appesantir et dont il suffira de signaler le principe comme une véritable source de désordre pour l'organisme humain. À part les nombreux inconvénients produits par la carie d'une dent, il en est d'autres qui sont des plus désagréables et qu'il suffira d'indiquer.

Dans la crainte de réveiller le mal, on ne peut appuyer sur cette dent ; la cavité cariée s'emplit d'aliments triturés que la chaleur et le mélange des acides de la salivation décomposent, l'haleine prend alors une odeur fétide dont les exhalaisons sont repoussantes, et quelque soin qu'on prenne de la bouche, il n'est plus possible de l'avoir saine.

Après avoir émis les observations applicables aux cas les plus fréquents, nous croyons inutile d'insister davantage sur cette matière, pour éviter tous les dérangements que nous avons indiqués, il suffira de se conformer à nos prescriptions.

CHAPITRE VII

Ancienne et nouvelle méthode de poser les dents artificielles ou prothèse dentaire

Nous avons sommairement passé en revue les ressources que possède le dentiste pour remettre en état les dents malades, et nous avons signalé précédemment les complications produites par les extractions. Nous jetterons maintenant un coup d'œil sur les différents modes de remplacement des dents, en faisant connaître les substances qui sont employées : cette branche de la profession se nomme prothèse dentaire. Quoiqu'il soit inopportun de développer l'origine de la prothèse dentaire, nous devons cependant rappeler que dans l'antiquité on s'occupait sérieusement des soins de la bouche, et que, déjà alors, on essayait de réparer la perte des dents par des procédés artificiels.

Quels que soient les commencements de cet art, il est incontestable qu'il est porté actuellement à un remarquable degré de perfection, en France surtout ; on a poussé si loin l'étude de la mécanique chirurgicale et les investigations des praticiens ont été si nombreuses, que toutes les catégories sociales se ressentent aujourd'hui des bienfaits du progrès accompli.

Les pièces artificielles, lorsqu'elles sont bien confectionnées et convenablement appliquées, donnent à l'agrément de la bouche, à la netteté de la prononciation, à la facilité de la mastication, des avantages identiques à ceux des dents naturelles ; elles remédient complètement aux incommodités qui résultent de l'écoulement de la salive qui a toujours lieu lorsqu'il nous manque quelques-uns de ces organes. Les pièces artificielles donnent aussi une grande solidité à l'arcade dentaire, et bien qu'elles ne puissent conserver indéfiniment des dents, qui seraient longues et déchaussées, elles en retardent considérablement la chute.

Nous allons indiquer, en abrégé, les substances qui ont été employées au confectionnement des pièces jusqu'à ce jour.

Les substances sont : les os et les dents de bœuf, celles du cheval, du mouton et du cerf, celles de la baleine et du morse ; plus tard, l'ivoire, les dents d'hippopotame, les dents humaines et les dents incorruptibles en émail montées sur des cuvettes en or ou en platine. Les os de bœuf n'ont jamais donné de bons résultats, parce que leur nuance n'est pas du tout semblable à celle des dents humaines et que leur contact avec les acides de la salivation et le mucus buccal les fait se décomposer trop promptement.

Les dents des divers autres animaux donnaient beaucoup de difficultés pour la confection des pièces, sans qu'on pût obtenir la forme ou la nuance que l'on désirait. On a fabriqué avec de l'ivoire beaucoup de pièces partielles et de dentiers complets mais, comme l'os de bœuf, il imite mal la nature et jaunit très vite à cause de sa décomposition lorsqu'il est dans la bouche. L'hippopotame a rendu de grands services à la prothèse dentaire ; cette substance, moins poreuse que l'os et l'ivoire, est plus lente à se corrompre par le contact de la salivation et sa nuance approchant davantage de la nature, nous a permis de l'employer fréquemment (surtout pour les personnes âgées).

Nous l'avons aussi utilisé souvent comme base avec l'aide de dents humaines ou minérales incrustées ; ces pièces étaient très belles et défiaient l'œil le plus expert, elles ne donnaient aucune gêne lorsqu'elles étaient bien confectionnées.

Les pièces en hippopotame, étant dépourvues d'émail, finissent toujours par se décomposer dans la bouche et ne peuvent durer, en moyenne, plus de trois années.

Un grand nombre de praticiens ont confectionné et confectionnent encore des pièces métalliques à crochets ; ces pièces ont le désagrément d'entretenir de l'irritation aux gencives, de les tuméfier, de les rendre sanguinolentes. Elles usent l'émail des dents auxquelles elles adhèrent, les coupent comme une scie et, en peu de temps, on perd non seulement la pièce, qui n'ayant plus de soutien ne peut plus servir, mais encore les dents qu'on aurait pu conserver à l'aide d'un appareil sans crochets.

Nous croyons que les meilleures pièces métalliques sont celles en or ; ces pièces sont sans crochets et sans adhérence nuisible aux dents qui restent dans la bouche, mais il faut qu'elles soient ajustées avec assez de précision pour s'adapter à la voûte palatine au moyen de la succion faite dans ces conditions ; elles n'offrent aucune gêne pour la prononciation, elles facilitent la mastication et sont d'une très longue durée.

CHAPITRE VIII

Pièces à base de caoutchouc vulcanisé

Parmi tous les procédés employés jusqu'à ce jour, et que nous venons de porter à la connaissance de nos lecteurs, nous avons omis de mentionner celui qui, sans contredit, a amené la plus grande révolution dans la prothèse dentaire et qui, à coup sûr, est appelé à rendre les plus grands services à l'humanité, nous voulons parler des pièces à base de caoutchouc vulcanisé. Le caoutchouc a été soumis à beaucoup d'expériences avant d'être livré à la pratique des dentistes; les premières pièces confectionnées par eux laissent tellement à désirer sous le rapport de la vulcanisation que ce n'est qu'après de nouveaux essais et une foule de tâtonnements que les praticiens sont arrivés à donner à cette substance une vulcanisation qui l'a rendue tout à fait inaltérable. Auparavant, quelque bien qu'on le préparât, le caoutchouc restait dans un état spongieux, donnait à la bouche une odeur désagréable et on ne parvenait pas encore à lui approprier la teinte rosée des gencives. Il nous semble utile d'ouvrir ici une parenthèse pour donner à nos lecteurs une idée de ce qu'est présentement le caoutchouc employé par les dentistes et dont beaucoup de praticiens de France et de l'étranger se disent inventeurs. À ce propos, nous avons été témoins dans différentes villes, de l'apparition de plusieurs de ces docteurs ès-dents qui, dans les journaux de la localité, revendiquaient chacun pour soi, et d'un air très convaincu, la priorité de l'idée qui a mis le caoutchouc au nombre des matières propres aux confections de la prothèse dentaire. La prétention de ces messieurs était complètement erronée, attendu que cette émission est tombée depuis nombre d'années dans le domaine public. Nous confessons humblement n'être pas l'auteur de la découverte du caoutchouc vulcanisé, ni même d'avoir trouvé cette teinte rosée qui donne à nos pièces une apparence si charmante, mais nous adaptons sur ces bases en caoutchouc des dents en composition minérale, de fabrication française, anglaise et américaine qui, par leurs dimensions, leurs formes et leurs nuances nous offrent des ressources auxquelles nous ne pouvons prétendre même avec les dents humaines, à cause de la difficulté que présente la conservation de ces dernières.

Les différences nombreuses et tellement bien graduées de nuances, que donnent les fabricants à ces dents minérales, nous permettent d'arriver avec la plus complète précision à l'imitation des dents avec lesquelles nos pièces doivent se trouver en contact.

En un mot, le caoutchouc, employé par des mains habiles, peut, non seulement, donner les meilleurs résultats comme pièces artificielles dentaires, mais encore pour le confectionnement des obturateurs propres à remédier aux difformités de la voûte palatine et aussi à la fabrication des pièces mécaniques appelées à remplacer en partie ou en totalité les maxillaires qui auraient été mutilés par suite d'accident ou de blessures, et dont l'état persistant de tuméfaction aurait nécessité l'ablation.

———

Pour terminer, un dernier mot sur les appareils des inventions les plus récentes des pièces artificielles.

Bridge-Work ou Appareil à pont ou Appareil sans plaque.

Cette sorte d'appareil a certainement des avantages. Si le dentiste *sait judicieusement* l'appliquer, il peut rendre de grands services. Malheureusement les cas ou l'on peut *consciencieusement* le conseiller au patient sont très rares, car ils dépendent de certains facteurs que nous allons énumérer, afin de mettre en garde le public contre des procédés que tout praticien sérieux ne saurait proposer.

Ces appareils, qui n'ont point de plaque, tiennent aux dents soit par des couronnes, soit par des crochets ou pivots solidement construits ; ils sont mobiles ou fixes, ces derniers étant les meilleurs. La construction est longue, minutieuse, exigeant une adaptation parfaite, une préparation de bouche correct et, avant tout, des racines excellentes. Si toutes ces indications sont bien remplies, l'appareil ira, sinon il cassera ou tombera rapidement, et les frais élevés, qu'entraînent ces sortes de pièces, seront perdus.

Même en supposant que l'appareil aille, il faut que le malade vienne fréquemment chez le dentiste pour se faire visiter les dents, surtout celles qui supportent les piliers du bridge. En effet, les piliers (couronnes, crochets, pivots) arrivent peu à peu à ébranler la racine, par suite de la force énorme de la mastication, et si les dents voisines sont saines, elle ne tardent pas à se carier à cause des débris alimentaires qui viennent s'accumuler entre le pilier et la dent naturelle, débris que le malade ne peut enlever facilement. Ces débris auront encore un inconvénient réel, c'est de communiquer une très mauvaise odeur à la bouche.

Le plus grave défaut que l'on peut reprocher à ces pièces, ce sont les réparations qui sont presque impossibles, et bon nombre de praticiens, partisans convaincus, sont arrivés à les rejeter de la pratique courante à cause de cet ennui qui fait que l'on ne peut garantir réellement l'appareil.

Enfin, pour terminer cet exposé sur les bridges, je serai obligé de citer les paroles d'un homme qui fait autorité dans le monde ; ce sont celles du Docteur Preisiverck : « *Les diathèses qui retentissent sur l'état de la gencive ou du maxillaire, telles que le diabète, la syphilis, la goutte, le rhumatisme, etc., sont une contre-indication formelle pour la pose des bridges, parce que ce travail toujours long et minutieux ne laisserait qu'un bénéfice éphémère* ».

CONCLUSION

Notre opuscule est terminé. Nous l'avons écrit de la manière la plus simple et la plus claire ; mais nous déclinons d'avance toute prétention à un étalage de science et de littérature qui serait hors de mise dans un pareil ouvrage. Etre utile à ceux qui souffrent a été le but que nous nous sommes proposé ; nous serions heureux si notre intention était ainsi comprise.

Guidé par nos conseils, on pourra aller droit à la guérison ou du moins au soulagement des maladies de la bouche ; on évitera des cures inefficaces et des traitements mal dirigés ; on se préservera surtout de l'emploi de remèdes inopportuns et des prescriptions faites par des praticiens dont l'inexpérience et le manque d'études offrent un danger continuel pour ceux qui sont obligés de recourir à leur ministère.

EXTRACTION absolument SANS AUCUNE DOULEUR

par l'Anesthésique local Bernard

INSTITUT DENTAIRE

A AUBENAS — DE L'ARDÈCHE

Le plus grand Cabinet Dentaire de la région et le mieux outillé pour l'art opératoire et la mécanique dentaire.

OUVERT TOUS LES JOURS

sauf le dernier jour du mois, de 9 h. à 5 heures

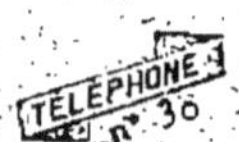

A. BERNARD

Dentiste des principaux Etablissements de la Région
Elève du Docteur MAY, de Paris.

OPÉRATIONS & DENTIERS GARANTIS

M. BERNARD sera visible

à L'ARGENTIÈRE, Hôtel de France

le dernier jour de chaque mois.

Adresser les lettres ou communications
à l'Institut Dentaire de l'Ardèche — **AUBENAS.**

M. BERNARD se charge des opérations manquées ou refusées par ses collègues et des réparations des pièces mal réussies.

AVIS TRÈS IMPORTANT. — M. BERNARD, dans le but d'éviter toute erreur ou toute équivoque que pourrait produire une similitude de noms, croit devoir prévenir ses nombreux clients qu'il n'a ni Représentant, ni Associé, et que l'Institut Dentaire se trouve à côté de la maison des Sœurs gardes-malades.